# DES BAINS
## DANS L'ÉTAT DE SANTÉ,
## DE LEUR EMPLOI
### ET DES
## RÈGLES QUE NÉCESSITE LEUR USAGE;

PAR HENRI FAZEUILLE,

Chirurgien-Commissionné, Bachelier de l'Université de Toulouse, Membre de la Société Philo-médicale de Paris, etc.

Les Bains sont un des meilleurs moyens d'entretenir la santé et de préserver des maladies inflammatoires; mais pris inconsidérément, ils peuvent devenir la source de beaucoup de maux.

(*Relation médicale sur l'Armée d'Egypte, par le Baron* DES GENETTES, *Médecin en chef de l'Expédition.*)



PARIS,

CHEZ
BECHET jeune, rue de l'Observance, N.° 5,
Les Marchands de Nouveautés;
Les principaux Établissemens de Bains;
L'AUTEUR, rue Saint-Jacques, N.° 185.

1819.

DILECTISSIMIS PARENTIBUS

PATRI ET MATRI,

NECNON

AMICIS SUAVISSIMIS

J. NILO ET A. LAMY,

DE ME BENE

ET

MODUM ULTRA MERITIS,

HOC OPUSCULUM

*Quàmvis grati animi documentum*
*leve*

*Dico, voveo, consecro.*

AUCTOR.

# AVANT-PROPOS.

Beaucoup de personnes emploient les bains : les règles sur leur emploi ne sont connues que d'un petit nombre. Voué par mon ministère au traitement des maladies, je ne crois pas sortir des limites de mon art, en fixant l'attention sur des règles dont l'oubli entraîne une foule de maux. S'il était nécessaire de faire sentir au public l'importance de mon sujet, je lui citerais des hommes célèbres qui n'ont pas dédaigné de s'en occuper. Mais pourquoi, dans un écrit où je me suis fait une loi de la brièveté et de la concision, irais-je rappeler les ablutions prescrites par le Lévitique et le Coran, les préceptes établis à ce sujet par Hippocrate et Galien.

Envisager successivement l'histoire, l'utilité, les usages divers, les règles ; et signaler les circonstances qui contre-indiquent l'emploi des bains ; tel est le but de mon travail. Il m'eut été aisé de l'étendre, en considérant les effets des bains aromatiques, des bains de luxe, de ceux à vapeurs, de ceux par aspersion, etc.; mais comme ces bains exposent l'économie à éprouver de violentes secousses, j'ai pensé qu'on ne devait pas plus les compter parmi les bains que la santé reclame, que les bains chauds et froids dont on ne doit jamais user sans avoir eu recours auparavant aux conseils d'un médecin éclairé.

Nous voyons chaque jour se multiplier parmi nous les établissemens destinés aux bains, mais le luxe et la richesse qu'ils présentent, semblent en fermer l'entrée aux pauvres et aux malheureux. Pourquoi n'éleverait-on pas au milieu de nous, des Thermes semblables à ceux que la munificence des empereurs fit ouvrir à Rome, en faveur de tous les citoyens. Nul doute qu'on ne vît alors disparaître, presque entièrement, ces cruelles affections cutanées, qui dévorent les dernières classes du peuple.

# DES BAINS
# DANS L'ÉTAT DE SANTÉ.

## CONSIDÉRATIONS GÉNÉRALES.

Il n'est pas de nations policées chez qui l'usage des bains ne soit aujourd'hui en pratique; les soins excessifs d'une coquetterie mal-entendue peuvent bien en entraîner l'abus, mais la propreté en réclame l'usage. Nous voyons tous les animaux avoir un soin particulier d'eux-mêmes sous le rapport de la propreté. Les quadrupèdes promènent continuellement leur langue sur leur corps, les oiseaux ne cessent de nettoyer avec leur bec les impuretés qui souillent leurs plumes.

La propreté chez l'homme social est une qualité très-recommandable ; elle est utile à sa santé et au libre exercice de toutes ses facultés : son corps en devient plus agile, ses membres plus dispos, ses sens plus fins et plus délicats. Cette qualité est si précieuse chez lui, qu'on y a attaché une idée morale : et qui de nous peut s'empêcher de regarder comme insouciant et paresseux celui qui néglige le soin de son corps.

Les bains et les lotions sont les deux moyens qui nous offrent le plus d'avantages pour la conservation et l'entretien de la propreté ; dans nos climats, les femmes sur-tout, en font usage; peut-on les blâmer de rechercher les moyens de se rendre plus agréables, et d'employer pour conserver leurs charmes un moyen si innocent.

Il n'est point de cosmétique plus généralement répandu que l'eau ; il n'en est point qui donne à la beauté un teint plus frais : les Circassiennes et les Géorgiennes, qui nous offrent, au rapport des voyageurs, le prototype parfait de la beauté, n'en connaissent et n'en emploient pas d'autre. Il est, sans doute, des personnes qui abusent de ce moyen et qui font un usage immodéré des bains : mais quels que soient les mauvais résultats qu'ils peuvent produire, ils n'égaleront jamais la centième partie des torts occasionnés par le défaut de propreté. Que n'aurais-je point à dire, si je voulais signaler les maux qui résultent de ces préparations meurtrières qui sous les noms pompeux de crême de Vénus, de pommade des sultanes, de lait virginal, d'essences du sérail, etc, dégradent la beauté loin de l'embellir! que ces moyens soient désormais abandonnés aux courtisannes, qu'ils deviennent le partage de ces victimes de la débauche qui ont besoin de couvrir avec le fard les signes parlans de leur conduite désordonnée, je ne m'en occuperai point ici ; j'espère offrir sous peu au public le fruit de mes recherches sur cet objet.

# CHAPITRE I.er

*Origine des bains. Ancienneté de leur usage. Causes qui en requièrent l'emploi chez les Modernes.*

Ce n'est pas au désir de se procurer des sensations délicieuses, ou à l'imitation seule, qu'est dû l'usage que nous faisons des bains; mais bien au besoin, ce stimulant impérieux qui nous porte à choisir et à rechercher parmi les objets qui nous environnent, ceux qui nous paraissent les plus agréables. Dépourvus de vêtemens, ne pouvant se mettre à couvert des ardeurs du soleil, exposés à toutes les vicissitudes atmosphériques, il n'est pas douteux que la nécessité des bains ne se soit fait sentir aux premiers hommes avec plus de force qu'à nous, sur-tout si l'on considère que, vivans du fruit de leur chasse et de leur pêche, ils n'avaient pour la première, aucun moyen d'empêcher la poussière de couvrir leur corps ruisselant de sueur; et que dans la seconde, se faisait impérieusement sentir le besoin de poursuivre leur proie jusqu'au milieu des fleuves: souvent même, ramenés sur le bord des eaux par la fuite des bêtes qu'ils poursuivaient, ils virent plus d'une fois leurs peines devenir infructueuses, par cette rencontre inopinée, et leurs espérances s'enfuir avec l'eau qui baignait le rivage. Stimulés par le besoin, encouragés par l'exemple des animaux qui leur étaient échappés, il les imitèrent, et bientôt, devenus aussi agiles qu'eux, ils les firent dès-lors succomber au sein de l'élément où ils avaient cru trouver leur salut. La nécessité les avait entraînés vers les fleuves, le plaisir les y ramena, et dès qu'une fois ils eurent éprouvé le bien-être que procure la fraîcheur du bain, ils furent naturellement portés à s'en faire une habitude.

Les procédés et les usages simples des bains de ces premiers hommes, furent suivis par les Grecs du premier âge. Homère rapporte que les princesses Europe et Hélène allaient se baigner dans les rivières. A l'époque de la fondation de Rome, les Rois de cette ville superbe ne dédaignaient pas d'aller se baigner dans le Tibre au milieu de leurs sujets. Mais qu'il y a loin de la simplicité de ces lieux publics, où se rendaient ces enfans de la nature, aux somptueux édifices que les siècles suivans virent construire à grands frais sur le sol de la Grèce et sur les promontoires de Rome.

L'emploi des bains fut long-temps regardé chez ces peuples fameux, comme accessoire à la gymnastique, mais il finit par devenir un objet de sensualité. Nous lisons dans le troisième chant de l'Odyssée, que pendant que Télémaque était à la Cour de Nestor, la belle Policaste, la plus jeune des filles du roi de Pilos ; conduisit le fils d'Ulysse au bain, le lava de ses propres mains, et après avoir répandu sur son corps des essences précieuses, elle le couvrit d'un manteau éclatant. Dans le Chant quatrième de ce poëme, l'on peut également lire le traitement que ce Prince reçut à la Cour de Ménélas. La lettre éloquente où Sénèque établit le parallèle entre le bain de Scipion l'Africain et ceux de son temps, peut nous donner une juste idée du luxe que les Romains y avaient introduit.

» Ce n'est pas là, dit-il, le réduit obscur où se baignait pour se délasser, ce grand homme, la terreur de Carthage, à qui notre ville est redevable de n'avoir été prise qu'une fois. Qui voudrait aujourd'hui se baigner ainsi? L'on se croit pauvre et méprisable si l'on ne foule aux pieds les mosaïques et les pierres les plus précieuses; il faut que les marbres de Numidie se joignent aux pierres du Thase, que l'émeraude et les saphirs réfléchissent la lumière, que l'eau coule dans les bains par des robinets d'argent. Je n'ai, jusqu'ici, parlé que du peuple; que n'aurais-je pas à dire sur les bains de nos affranchis ! quelle foule de statues on y trouve, quelle multitude de colonnes qui ne soutiennent rien, qui ne doivent la place qu'elles y occupent qu'à leur cherté seule et à l'ornement! Avec quel fracas l'eau y coule et s'y précipite sur les degrés destinés à la recevoir; notre luxe est arrivé à ce point, que nous ne voulons plus marcher que sur des pierres précieuses, etc.»

Après cette lettre de Séneque, que pourrais-je ajouter sur l'histoire des bains chez les anciens. L'importance que ces peuples florissans attachèrent à leur emploi, nous est moins attestée par les longs détails que nous ont transmis les historiens de ces époques, que par les restes immenses des bâtimens qu'ils construisirent à cet effet. Une seule salle de ces édifices fait aujourd'hui l'église des Chartreux à Rome; et une des loges du portier, forme l'église des Feuillants.

Les causes qui nécessitaient l'emploi des bains chez les anciens, peuvent bien ne pas exister toutes pour les modernes. Mais ce n'est pas de l'usage fréquent que l'on en fit dans l'antiquité, que doivent être déduites les raisons qui leur en rendent l'emploi nécessaire.

Notre industrie peut bien nous avoir portés à construire des maisons, où nous nous mettons à l'abri des intempéries des saisons; mais l'air putride et mal-sain que nous respirons dans les villes ne nous force-t-il pas autant de recourir aux bains, pour tempérer l'âcreté imprimée à nos humeurs, que celui qui habitait une simple cabane, où il ne pouvait se mettre à couvert des injures de l'atmosphère. La sécheresse et la rigidité qu'imprime à notre fibre la chaleur artificielle que nous entretenons dans nos appartemens, n'en nécessitent-elles pas l'emploi?

Nous n'avons pas, pour lit de repos, un amas de feuillages salis par la poussière, mais les linges dans lesquels nous nous enveloppons ne portent pas moins atteinte à notre corps en conservant une partie des transsudations onctueuses de la peau. Nos habits, il est vrai, empêchent la poussière de voler sur nos membres, mais n'augmentent-ils pas la sueur et ne l'empêchent-ils pas de s'évaporer ? Je glisse encore sur beaucoup de causes aussi importantes ; beaucoup de personnes ne doivent la longue conservation de leur santé qu'à l'emploi modéré des bains ; les délassemens qu'ils procurent, après une longue marche, les maladies dégoûtantes dont peut se préserver, en y ayant recours, celui qui, forcé de traverser des cantons pauvres et misérables, se livre au repos dans un lit où avait couché la veille un individu sale et mal-propre, devraient, lors même qu'il n'en résulterait aucun avantage direct pour la conservation de la santé, continuer à en maintenir l'usage. Eh, que de personnes ont eu à se repentir de la négligence forcée de cette noble habitude !

## CHAPITRE II.

*Manières diverses de prendre les bains. Quel serait le résultat de l'introduction de ces usages parmi nous. Méthode employée par les Français et les peuples méridionaux de l'Europe.*

En Russie, dans la Finlande et la Livonie, l'emploi des bains se ressent de l'état d'enfance où se trouve encore la société dans ces climats. Leur salle de bain est construite en bois ; les individus qui s'y rendent, se couchent sur des banquettes garnies de foin et de paille, et attendent que les cailloux des rivières, dont sont garnies les parois d'un fourneau adossé contre les murs soient échauffées au point de pouvoir réduire en vapeur une certaine quantité d'eau. On sue en abondance dans ces bains ; leur durée est ordinairement d'une heure. Ceux qui se rendent dans les bains publics, au lieu de se laver dans la salle du bain, vont, quand ils en sortent, se plonger dans quelque ruisseau ou étang exposé à l'air libre. Ceux qui se baignent dans les bains particuliers, se font jeter sur la tête plusieurs seaux d'eau froide.

Les bains des Egyptiens consistent, comme ceux des Russes, en des étuves humides ; mais l'élégance des édifices qu'ils y consacrent, jointe auxpratiques sensuelles qui en suivent l'usage, établit une grande différence entr'eux.

Savary nous dépeint d'une manière très-élégante, les procédés et les usages qu'emploient ces peuples. « Les femmes, dit-il, aiment passionnément les bains. Elles y vont au moins une fois par semaine, et mènent avec elles des esclaves accoutumées à les y servir. Plus sensuelles que les hommes, après avoir subi les préparations ordinaires, elles se lavent le corps, et sur-tout la tête, avec l'eau rose. C'est là que les coëffeuses tressent leurs longs cheveux noirs, où, au lieu de poudre et de pommade, elles mêlent des essences précieuses. C'est là qu'elles se noircissent les bords des paupières, et s'alongent les sourcils avec du cohel ; c'est là qu'elles se teignent les ongles des mains et des pieds avec le henné (*), qui leur donne une couleur aurore. Lorsque leur toilette est finie, elles restent dans un appartement extérieur, et passent le jour en festins. Des chanteuses viennent exécuter autour d'elles des danses et des airs voluptueux, ou raconter des histoires d'amour. »

Les Arabes, qui descendent des patriarches pères des Hébreux, et desquels sont venus les premiers Musulmans, conservent religieusement l'usage du bain que leur ont transmis leurs ancêtres. Mahomet les a trouvés établis en Turquie et les a prescrits à ses sectateurs : il en a fait même un précepte de religion, et a mieux

(*) Le cohel et le henné sont deux cosmétiques très-usités dans ces pays.

aimé porter les soins de la propreté jusqu'à un scrupule minutieux, que de risquer de la laisser négliger.

Le bain des Turcs consiste en une étuve sèche. Les édifices qui y servent sont faits de pierre de taille. Ils sont surmontés d'une coupole percée dans le centre, et garnie de vitres qui permettent au jour d'y pénétrer. Dans leur milieu s'élève une banquette ronde, d'un diamètre proportionné à l'espace du bâtiment. C'est là que s'asseyent les personnes qui viennent se baigner. Des tuyaux de fer et de cuivre en parcourent les parois, et portent par-tout la chaleur. L'on y sue tout autant que le permettent les forces d'un chacun. Delà l'on entre dans une grande chambre où il y a un bain d'eau tiède et un bain d'eau froide ; on y est lavé, essuyé, peigné, et long-temps frotté avec un morceau de camelot : puis on passe sur tout le corps des savons ou des cosmétiques.

Les bains des Indiens ressemblent à ceux des Turcs. La pratique singulière du massage en établit la principale différence. Je l'ai trouvée ainsi décrite d'après Anquetil : « Un des serviteurs du bain vous étend sur une planche, et vous arrose d'eau chaude ; ensuite il vous presse tout le corps avec un art admirable ; il fait craquer les jointures de tous les doigts et de tous les membres ; il vous retourne et vous étend sur le ventre ; il s'agenouille sur vos reins, vous saisit par les épaules, fait craquer l'épine du dos, en agitant toutes les vertèbres, donne des coups assez forts sur les parties les plus charnues et les plus musculeuses; puis il revêt un gant de crin, vous frotte tout le corps au point de se mettre lui-même en sueur, lime, avec une pierre ponce, la chair épaisse et dure des pieds, et vous oint de savons et d'odeurs. Il termine la cérémonie en vous râsant et épilant sans la moindre douleur. Ce manège dure à peu près trois-quarts d'heure; après cela on ne se reconnaît plus, il semble qu'on soit un homme nouveau; on sent une douce quiétude se répandre dans tout le corps; l'on éprouve le désir de se reproduire; l'on croit avoir en soi un excès de vie: en un mot, l'on se sent vivre. La peau reste quelque temps couverte d'une sueur légère, qui lui donne une agréable fraîcheur. On passe ensuite deux heures sur un canapé, et on s'endort, soit faiblesse, soit excès de chaleur. Les Indiennes prolongent ces pratiques une grande partie de la journée; des femmes esclaves, accroupies autour d'elles, pendant qu'elles sont mollement couchées, leur rendent ces services, dont la volupté semble faire son profit, encore plus que la santé. »

Dans un temps où les prérogatives de la mode étaient attachées à tout ce qui nous venait de l'étranger, on a successivement préconisé parmi nous les diverses espèces de bains dont je viens de parler. Répandus dans le Nord de l'Europe, les bains dans des étuves humides y sont généralement utiles, parce que, dans ces pays, les fonctions de la peau sont sujettes à être fréquemment altérées par la rigueur du climat. Les bains dans des étuves sèches, sont particulièrement destinés aux peuples dont la constitution est molle et flasque : ces bains sont même les seuls que devraient se permettre les personnes d'un tempérament lymphatique.

Quoique nous n'ayons pas en France, des établissemens semblables à ceux de ces peuples, nous ne nous privons pas, pour cela, des avantages que peuvent procurer ces sortes de bains dans le traitement des maladies ; mais c'est à ces derniers cas seuls qu'ils sont destinés parmi nous. Au reste, l'hygiène ne les contr'indique pas toujours ; mais il est bon de consulter un médecin, lorsqu'on veut y avoir recours.

La manière dont la plupart des peuples méridionaux de l'Europe prennent leurs bains, consiste dans une immersion complète du corps nu dans l'eau. Les bains d'eau douce sont ceux que l'usage paraît avoir consacrés à l'hygiène. La nature nous les présente dans les fleuves, les rivières, les ruisseaux, les lacs, les fontaines, etc.

L'homme pauvre et l'habitant des campagnes n'emploient que ces bains ; ne possédant pas, au milieu d'eux, des établissemens où l'on donne une température artificielle à l'eau, ils sont forcés de n'user des bains que durant l'été, tandis que dans les villes, il n'est point d'époque de l'année, à laquelle on ne puisse y avoir recours.

## CHAPITRE III.

*Légère esquisse sur nos bains publics et particuliers. Température que l'on doit donner à l'eau des bains. Moyens de reconnaître cette température.*

PARCOUREZ les villes qui bordent la Seine, le Rhône, la Loire, la Garonne: c'est sur leurs rivages que vous trouverez la plupart des établissemens que les Français destinent aux bains. La meilleure eau est celle qui est insipide, sans couleur, sans odeur. Nulle autre ne réunit autant ces avantages que celle des fleuves ou des rivières ; mais il n'est pas toujours possible de se procurer de cette eau. Les exemples n'en sont pas rares dans les grandes villes ; l'on y voit une foule d'établissemens où l'on ne se sert que d'eau de fontaine. Les bains que l'on y prend ne sont pas pour cela moins recherchés et ne méritent pas moins de l'être. La pureté de l'air, la limpidité de l'eau, heureux résultats de l'exposition avantageuse de ces derniers, semblent même devoir leur faire donner la préférence sur ceux qui sont situés sur le bord des fleuves dont le cours entraîne avec lui les immondices d'une nombreuse population, et dont les eaux sont exposées à être troublées par les pluies et les orages.

Paris nous offre une foule d'établissemens, qui semblent rivaliser en élégance et en commodité. Il en est de placés sur la Seine; d'autres sont distribués dans les divers quartiers. Devant les Tuileries sont les bains Vigier, placés sur un bateau de la longueur du plus grand navire; leur bâtiment, dans deux étages d'agréable structure, peut recevoir 150 baigneurs à la fois. De pareils bains sont établis au bas du Pont-Royal, du Pont-Neuf et du Pont-Marie. On remarque encore les bains Chinois sur le boulevard des Italiens, ceux situés rue Montesquieu; ceux de St.-Sauveur, rue St.-Denis. On trouve des bains de luxe, des bains de santé, et des bains d'eaux minérales factices et artificielles de toute espèce, dans l'établissement tenu par MM. Triayre et Jurine, près Tivoli. Je ne dois pas oublier de citer les bains de la rue du Mail, récemment établis, et auxquels le directeur se propose d'apporter encore de nouvelles améliorations. La capitale en renferme beaucoup d'autres, outre les deux écoles de natation qui sont situées, l'une quai d'Orsay, près le pont Louis XVI, l'autre à la pointe de l'île St.-Louis. A l'exemple de Paris, nos autres villes de province possèdent aussi beaucoup d'édifices destinés à cet usage; peu de villes nous en offrent autant que Marseille, Toulouse, Bordeaux, Montpellier. Toutes les nations, dit

M. Alibert, qui appliquent des fonds au soulagement des malheureux, ne sauraient négliger ces établissemens utiles. L'Europe entière commence à se peupler de ces monumens de salubrité générale. On songera toujours à les fonder, lorsque le bonheur de l'homme sera le véritable objet de la sollicitude de ceux qui gouvernent.

Les bâtimens consacrés aux bains publics présentent ordinairement deux ailes : l'une est destinée aux bains des femmes, l'autre est réservée aux hommes. La vigilance la plus active est exercée pour faire régner dans ces lieux, la décence et la pudeur. Les Gaulois pouvaient bien, à l'imitation des Spartiates et des Romains, entrer en commun avec leurs femmes dans les mêmes bains; mais l'éducation mâle qu'enfanta l'humeur guerrière de ces peuples, qui durent leur grandeur à la force, peut seule servir d'excuse à cet usage, qui dans des siècles plus corrompus donna naissance à tant d'abus. Nous voyons sous le règne du luxurieux Héliogabale, une foule de citoyens ne se rendre dans ces lieux que pour satisfaire leurs passions ou cacher leurs intrigues, y mener des servantes ou des esclaves, sous prétexte de faire garder leurs habits; les directeurs des bains en louer à ceux qui n'en avaient pas, et s'efforcer même d'en offrir de plus belles que les autres, afin d'attirer la jeunesse romaine. Alexandre Sévère tenta, mais en vain, d'opposer des lois au désordre que l'exemple du voluptueux Empereur qui l'avait précédé semblait avoir consacré. Plus heureux de nos jours, il n'est pas nécessaire de nommer des édiles pour surveiller les bains. Les soins particuliers que prennent les directeurs de ces établissemens, pour y faire régner le bon ordre et l'honnêteté, suffisent seuls, et ne permettent pas aux esprits les plus minutieux de se priver des avantages qu'ils leur offrent.

Un nombre de petites chambres proportionnées à l'étendue du bâtiment, se trouve dans tous les établissemens, chacune de ces chambres forme une salle de bains. Une extrême propreté en constitue le principal luxe; les dorures n'y sont point prodiguées, des planches peintes à l'huile, sur lesquelles sont représentées des allégories de la fable, en forment les cloisons. Les meubles y sont en petit nombre. Une table, quelques chaises et une glace peuvent suffire. Tels sont en général les bains publics.

Il règne ordinairement plus de luxe dans ceux des particuliers en France : l'on ne voit guère que les gens riches qui possèdent une salle de bain dans leur hôtel ou dans leur château. Cela est moins rare en Italie. Voici ce que me disait, à ce sujet, l'un de mes amis qui accompagnait nos armées dans ces contrées. « Avez-vous jamais vu le boudoir de quelqu'une de nos parisiennes ?.... Eh bien! retracez-vous-en le souvenir et vous aurez une parfaite idée des bains particuliers de ce pays. L'on y voit réuni tout ce que peut comporter le luxe de la mollesse et de la galanterie. Des rideaux de tafetas vert et cramoisi, sont placés devant une large croisée, afin de favoriser par un jour doux et agréable les charmes des baigneuses; l'on s'y procure l'aspect de superbes jardins. Au défaut de la nature, l'art y prête ses ressources, et par la magie de la peinture ou de la perspective, y produit mille illusions heureuses. L'on y voit représentées des nymphes, des néréïdes, des naïades; Hygie et Esculape y occupent une place; Thétis et le fier Océan semblent partout se présenter aux yeux; mais l'idée la plus heureuse est, je crois, celle qui représente la transmutation en cerf, que Diane fit éprouver au trop sensible Actéon. Tels sont les bains des Italiennes où l'on ne voit figurer que peu de meubles d'or et d'argent : une cassolette pour brûler des parfums, une ottomane, quelques fauteuils, des glaces ornent communément les bains des particuliers.

Ceux des Français diffèrent peu de la chambre particulière d'un bain public : on n'y respire pas autant la volupté que dans ceux des Italiennes; néanmoins ils offrent un caractère qui tient plus à la légèreté du goût, qu'aux richesses de l'art.

Des baignoires sont indispensables pour les bains dont je viens de faire mention. L'on en construit en bois, et en cuivre dont on a soin d'étamer l'intérieur. Ce n'est que dans les établissemens d'eaux minérales que l'on en trouve en pierres. Celles dont les Romains se servaient, étaient de marbre blanc ; ils en avaient encore en basalte, en granit, en porphyre. La plupart des fontaines que l'on voit à Rome, ont pour bassin une de ces baignoires antiques. Dans les usages modernes l'on ne voit guère que les baignoires des particuliers qui soient mobiles. Les Romains en avaient aussi de mobiles, les grands anneaux représentés sur celles qui nous sont parvenues, nous font penser qu'ils joignaient au plaisir de se baigner celui d'être bercés et balancés.

Dans les contrées tempérées que nous habitons, l'on s'accorde généralement à n'employer pour les soins de la propreté que les bains frais et les bains tièdes. L'on regarde comme frais, celui qui s'éloigne du terme de la glace de 15 à 24 degrés, et comme tiède celui qui s'en éloigne de 24 à 29, thermomètre de Réaumur. L'on sent combien serait fausse cette distinction, si l'on voulait trop la généraliser. Peut-on, en effet, sans avoir un esprit systématique, soutenir que l'on peut établir, sur la température des bains, des règles qui soient communes à l'Africain brûlé par les ardeurs du soleil, et à celui qui vit au milieu des glaces et des frimats du Groënland. Le degré de sensibilité de chaque individu doit seul nous servir de thermomètre. C'est pour avoir négligé le point de vue que je signale ici, que les médecins, qui ont fait des expériences sur l'action des bains sur le pouls, se sont tous égarés et ont eu tous des résultats différens : ce n'est donc que d'après les effets des bains sur la sensibilité, que l'on reconnaîtra le degré d'un bain tiède et celui d'un bain frais. Il suffit pour cela d'y plonger la main ou quelqu'autre partie du corps.

## CHAPITRE IV.

### *Effets des bains frais. Effets des bains tièdes. Règles sur leur emploi.*

Les bains frais peuvent se prendre dans des baignoires, mais il est plus avantageux de les prendre dans une eau courante. Les percussions de l'eau sur le corps et les grands mouvemens nécessaires pour se soutenir à la surface du liquide, favorisent singulièrement l'entretien de la chaleur. Ce n'est que d'après les effets de ce bain sur notre économie, que l'on doit se fixer pour en établir la durée.

Lorsqu'on est plongé dans un bain frais, l'on ressent un léger spasme, l'aspect de chair de poule se fait remarquer sur toute la peau ; l'on éprouve, presqu'en entrant, l'envie d'uriner. Le pouls et la respiration prennent plus de fréquence, mais au bout de quelques minutes toutes les fonctions rentrent dans le calme. Ce bain a la propriété de resserrer la peau : un anneau auparavant étroit, y devient lâche et mobile. Pendant sa durée, l'exhalation et l'absorption sont presque nulles. L'épiderme s'épaissit si l'on en fait souvent usage et la sensibilité s'émousse.

En sortant d'un bain frais, l'on se sent plus fort, plus vigoureux. Le pouls s'élargit, la respiration devient grande et facile. Une légère rougeur et une douce chaleur se répandent sur toute la surface de la peau. Ce bain donne de l'appétit, il active les digestions, il fait éprouver un sentiment de bien-être et de fraîcheur qui se fait sentir le reste de la journée : l'on ne se sent nullement incommodé par la légère transpiration à laquelle ce bain dispose. Rarement après s'être ainsi baigné, l'on éprouve une propension au sommeil, il semble au contraire que l'on se trouve dégagé d'un poids énorme, et la légèreté et la souplesse que l'on ressent, disposent à l'activité.

La fin du printemps, tout l'été et une partie de l'automne, sont les époques où on emploie le plus les bains frais. Un médecin distingué par ses écrits et les heureux succès de sa pratique, M. F. J. Double, nous apprend de quelle importance sont ces bains, lorsqu'il dit, dans la description de la constitution médicale de l'an 1807, que la plupart des gens qui avaient usé des bains de rivière, durant l'été, furent exempts des fièvres graves qui se manifestèrent en automne. M. le Baron Des Genettes, mon illustre chef à l'hôpital militaire du Val-de-Grâce de Paris, a très-bien précisé le degré d'utilité des bains frais, lorsqu'il a dit, dans la Relation médicale de l'armée d'Égypte, ( à laquelle son nom se rattache avec tant de gloire ), qu'ils étaient l'un des meilleurs moyens de prévenir les affections inflammatoires. Les adultes, les gens forts et robustes qui se baignent, autant par plaisir que par raison de santé, peuvent le faire sans inconvénient, presque à tous les momens du jour, pourvu que ce ne soit, ni après une débauche, ni avec un estomac trop plein. L'on doit être très-réservé sur l'emploi de ces bains, au retour des convalescences.

Les bains tièdes se prennent toujours dans des baignoires : l'on emploie pour leur usage, l'eau de rivière, de fleuve, de fontaine, rarement l'eau de mer, et presque jamais l'eau de puits, à moins que l'on n'ait pu s'en procurer d'autre. L'on prolonge leur durée aussi longtemps que l'on veut, en ayant le soin de renouveller l'eau chaude.

Les phénomènes qui accompagnent l'immersion du corps dans un bain tiède, sont à peine sensibles. La différence de température n'est presque pas appréciée, la compression que l'on y éprouve, est relative à la profondeur dans laquelle le corps est plongé. La respiration est un peu gênée, le pouls est d'abord un peu plus fréquent, les vaisseaux capillaires de la face se développent, les veines se gonflent et deviennent apparentes : tels sont les premiers effets produits par ce bain ; mais, bientôt après, le pouls s'y ralentit ; le corps accoutumé à la compression, en éprouve moins de gêne et l'on finit par y ressentir un calme et un bien-être inexprimables.

A la sortie de ce bain, l'on se sent plus dispos ; la poitrine étant moins opprimée, se dilate et l'on respire avec volupté. Les membres y ont acquis de la souplesse et de l'agilité. Ce bain doit sur-tout être regardé comme un objet de propreté, il ouvre les pores, facilite les fonctions de la peau, et favorise le renouvellement de l'épiderme. L'absorption est assez considérable dans ce bain ; le corps y acquiert un léger degré de pesanteur. L'on est porté au sommeil après en avoir fait usage. Jamais le repos que l'on peut goûter n'égalera la douceur de celui qui suit ce bain.

Les bains tièdes conviennent aux enfans, aux femmes, sur-tout aux vieillards ; ils sont très-favorables aux sujets nerveux ; ils sont utiles aux gens de lettres, et généralement à tous ceux qui sont sédentaires ou qui suent peu. Les personnes maigres, celles qui se livrent à des veilles prolongées ou à des travaux forcés de l'esprit, doivent y avoir recours. Ces bains sont particulièrement avantageux aux personnes d'un tempérament sec et irritable ; les personnes chez lesquelles le tempérament lymphatique prédomine, feraient bien de s'en abstenir. Ils doivent être regardés comme un des meilleurs antispasmodiques et l'un des calmans les plus efficaces.

Quels que soient les avantages des bains hygiéniques, il y aurait de l'inconvénient à les employer inconsidérément et sans règle.

On ne peut pas fixer d'une manière bien précise l'heure qui leur est la plus convenable. Les circonstances particulières dans la manière de vivre de chaque individu, peuvent donner lieu à autant de règles différentes. Chez les Romains, qui avaient l'habitude de faire précéder par le bain, le repas qu'ils faisaient au coucher du soleil, l'heure devait aussi varier suivant la longueur du jour. Beaucoup de personnes ont parmi nous l'habitude de les prendre le matin; cette coutume n'a aucun inconvénient, pourvu cependant que ce ne soit pas immédiatement au sortir du lit; car si l'on en agit ainsi, l'on s'expose à rendre nuls les effets du bain, parce que les propriétés vitales de tous les systêmes, encore engourdies, sont dans l'impossibilité de remplir leurs fonctions avec énergie. L'heure la plus convenable pour les bains dans des eaux courantes, est celle qui précède le coucher du soleil; il est en outre, plus convenable de les prendre lorsque le soleil est encore sur notre horizon que pendant la nuit.

L'on ne doit se rendre au bain que lorsqu'on sent son estomac vide, ou bien lorsque la digestion est terminée. L'on ne doit jamais laisser écouler moins de quatre heures, quelque léger qu'ait été le repas. L'on se trouvera bien de se promener un peu avant le bain, l'on aura l'attention de ne point porter cet exercice jusqu'à la sueur ; car, dans ce cas, il vaudrait mieux attendre que de s'y plonger de suite.

La propreté exige que l'on fasse placer un drap dans l'intérieur de la baignoire. De cette façon, l'on évite l'impression désagréable que fait éprouver quelquefois le contact du bois ou du métal, et la peau n'est pas exposée à frotter contre les parois d'une baignoire où peut s'être précédemment baigné un individu malpropre. Avant d'entrer dans le bain, on doit s'assurer soi-même de la température de l'eau, en y plongeant l'extrémité de l'une des mains. Les personnes qui désirent donner, dans le bain, une position déclive à leurs jambes, doivent avoir le soin de faire placer, au fond de la baignoire, un coussin de crin pour s'asseoir.

Pendant que les Anciens prenaient le bain, ils restaient dans un calme parfait. Quelques écrivains méditaient alors leurs compositions ; Suétone parle d'un recueil d'épigrammes que Auguste avait composé dans le bain. Pline le jeune dit que son oncle dictait ou écoutait des lectures utiles pendant qu'il se baignait. Ces exemples nous prouvent qu'il est bon de s'y distraire ; aussi voyons-nous, parmi nous, le politique s'y occuper à lire les nouvelles des quatre parties du monde, la coquette y méditer le journal des modes, la petite-maîtresse y lire un roman ; et l'élégant du jour parcourir rapidement la tragédie ou le mélodrame qu'il a vu représenter la veille. Je suis loin de blâmer ces distractions: je voudrais, au contraire, les voir se multiplier en faveur des gens mélancoliques.

Si la chambre dans laquelle on prend le bain n'était pas assez spacieuse, on aurait soin d'entr'ouvrir la croisée. L'on doit avoir la précaution de couvrir la tête et les épaules, dès que l'air entre dans la salle, si toutefois l'on avait négligé de le faire auparavant. Lorsque l'on n'est pas à même de renouveler l'eau chaude, l'on doit avoir soin de recouvrir la baignoire d'un manteau de tafetas gommé ; l'on conservera ainsi beaucoup plus de temps la chaleur de l'eau. L'on ne peut approuver l'habitude qu'ont certaines personnes de manger dans le bain : si l'on se permet d'y manger, ce ne doit être que bien légèrement, et l'on doit boire après un verre de liqueur ou de vin généreux.

Au sortir du bain, l'on doit avoir soin de se faire essuyer parfaitement avec des linges secs. L'on chaussera des sandales de bois, ou l'on appuyera ses pieds sur des linges ou des planches, afin de les garantir de l'impression du froid. Après s'être baignés, les anciens se faisaient racler la peau avec des lames élastiques de cuivre ou d'argent, afin d'enlever les impuretés qui pouvaient y être restées ; quelques-uns se faisaient ensuite frotter avec des parfums ou des huiles odoriférantes. Les personnes qui craignent de se laisser affaiblir par une trop grande déperdition de sueur, employeront avec avantage les savons ou les huiles aromatiques; celles, au contraire, qui désirent rendre à la peau cette douceur et cette souplesse que l'eau et le contact de l'air tendent sans cesse à lui enlever, se trouveront très-bien de se laver avec une décoction de racines de guimauve, de fleurs de mauve, de graines de lin, etc., etc. Quelques personnes ont l'habitude de se coucher après le bain, il ne peut qu'en résulter des avantages aux personnes faibles, chez lesquelles les mouvemens de réaction ne sont pas faciles; mais, pour peu que l'individu soit robuste, il vaut mieux qu'il se livre à un exercice modéré. Si le bain que l'on a pris était tiède, l'on doit, avant que de s'exposer à l'air libre, faire quelques tours dans la salle du bain. Il est toujours bon d'attendre une demi-heure avant de manger.

---

## CHAPITRE V.

*Modifications apportées dans l'emploi des Bains, par l'influence des climats, des saisons, des tempéramens, des genres de vie, et des âges.*

Les climats chauds et l'été nous offrent le concours de deux circonstances très-favorables à l'emploi des bains. Le sentiment de sécheresse et de chaleur que l'on éprouve alors fait que l'on y a souvent recours. Les bains frais sont, dans ce dernier cas, ceux qui méritent la préférence ; aussi les emploie-t-on fréquemment, pour tempérer la trop grande activité du cœur. Quelle que soit la quantité d'eau que l'on ait bue, l'on ne se sent jamais autant rafraîchi, qu'au sortir d'un bain frais. Ces bains sont les meilleurs que l'on puisse conseiller pour s'opposer à la trop forte déperdition de sueurs, résultat du relâchement général opéré par la chaleur. Ces bains sont très-agréables. Rendons-nous sur le bord des rivières qui avoisinent nos villes, nous les voyons durant ces saisons couvertes de nageurs : les fleuves de l'Espagne, du Portugal, de l'Italie, nous en offrent encore un plus grand nombre.

Les climats du Nord et l'hiver portent avec eux une propriété stimulante, qui resserre notre corps et s'oppose, presque entièrement, à l'exhalation cutanée. Les habitans de ces contrées s'enveloppent de vêtemens et de fourrures pour se garantir des impressions du froid : leurs maisons ressemblent à des serres chaudes ; mais quels que soient les moyens qu'ils mettent en œuvre, rien n'est, je pense, plus favorable à l'entretien des fonctions de la peau, que l'usage fréquent qu'ils font des bains chauds. En France, où les hivers ne sont pas excessivement rigoureux, les bains chauds ne sont pas indispensables ; mais, dans cette saison, l'on doit préférer les bains tièdes, ou légèrement chauds. S'il est des personnes qui, en été, sortent de leurs bains et s'exposent sans aucune considération à l'air libre, sans qu'il leur en résulte aucun inconvénient, cela ne doit pas les engager à agir de la même manière en hiver; car, il est alors d'une haute importance, de ne négliger aucune précaution. Ainsi, dans cette saison, l'on aura le plus grand soin de bien s'essuyer, de se couvrir en sortant du bain, et l'on ne s'exposera que graduellement à l'air frais. Je regarde comme très-utile, l'habitude qu'ont certaines personnes, de prendre, après ce bain, une liqueur ou une infusion spiritueuse. Chez les Russses, à la sortie du bain, l'homme esclave avale un ou deux verres d'esprit-de-vin et reprend ses travaux; le seigneur, au contraire, après avoir pris une boisson composée de sucre, de citron, de vin blanc, etc., se livre à un doux sommeil.

Dans les climats tempérés, ainsi qu'au printemps et en automne, où les frimats du Septentrion et les ardeurs du Tropique sont également inconnus, la nécessité des bains se fait à peine sentir. L'aiguillon du plaisir semble être le principal mobile qui y entraîne les habitans de ces contrées. Cependant l'habitude leur en fait besoin et ils leur sont par-là indispensables. L'usage des bains frais et des bains tièdes peut être entre-mêlé, avec beaucoup de succès, durant cette époque; les heureux résultats que chaque individu en retirera, doivent, seuls, le guider dans le choix.

Les tempéramens et le genre de vie, établissent parmi les hommes des grandes différences qui me semblent devoir modifier chez eux l'emploi des bains.

Les personnes qui respirent un air vif, celles qui font beaucoup d'exercice, celles qui sont adonnées aux plaisirs de la table, peuvent prendre très-souvent des bains ; j'en dis autant de celles qui sont d'un tempérament sanguin : ils ne conviennent pas autant aux individus bilieux, ils leur sont néanmoins souvent utiles pour calmer les orages des pasions, qui, chez eux, semblent toujours prêts à éclater.

La vie molle et oisive, des libations trop souvent répétées dans le temple de Vénus, me paraissent en contre-indiquer l'usage, de même que la coutume d'habiter des appartemens humides, situés sur un sol froid et marécageux. Le tempérament lymphatique et pituiteux, qu'une faiblesse générale, la pâleur et la mollesse de la peau caractérisent, doivent aussi en faire interdire l'emploi. Les soins de la propreté devraient seuls faire recourir aux bains les personnes dont je viens de parler, et mieux vaudrait pour elles employer les lotions avec une eau tiède, rendue légèrement astringente, au moyen d'un savon ou d'une eau aromatique. C'est aux personnes, dont il est ici question, que le massage conviendrait sur-tout; j'en connais plusieurs, qui, ne pouvant pas autrefois supporter les bains, semblent aujourd'hui les rechercher depuis qu'elles ont pris l'habitude de se faire masser, à l'exemple des Indiennes, dont il a été déjà question.

Le physique et le moral de l'homme acquièrent, suivant le période de la vie, des différences qui n'ont pas échappé à l'observation des médecins et des philosophes. Je vais terminer ces considérations, peut-être déja trop longues, en envisageant les modifications que le degré de sensibilité, propre à chaque âge, peut apporter dans l'usage des bains hygiéniques.

Au sortir du sein maternel, l'enfant manifeste par ses cris, l'impression douloureuse que lui fait éprouver le nouvel atmosphère qui l'environne. L'on doit bien se garder d'augmenter ses douleurs, en essuyant avec de l'eau froide, les mucosités de ses membres qui ont eu de la peine à conserver leur chaleur naturelle. Des peuples, que leur pauvreté forçait d'être inhumains, pouvaient bien avoir établi, parmi eux, la loi de plonger dans un fleuve les nouveaux-nés, afin de ne conserver à la République, que des membres utiles: mais, parmi nous, où beaucoup de parens ont à s'accuser de l'état chancelant de la santé de leurs enfans, je crois qu'il y aurait de la barbarie à introduire un usage que quelques austères philosophes du siècle dernier avaient voulu rappeler. Écoutons ce que disait à ce sujet, l'immortel Galien, dont les écrits renferment tant d'utiles vérités. « Cette pratique, dit-il, est usitée en Germanie, et cependant les enfans y deviennent forts et robustes; mais qu'avons-nous besoin d'imiter les Germains, les sauvages habitans de leurs campagnes ou d'autres nations barbares? Autant vaudrait nous étudier à ressembler aux ours, aux sangliers, aux lions ou à d'autres animaux féroces. Que ne choisissons-nous plutôt parmi les Grecs ou les imitateurs de ce peuple, si toutes-fois nous avons besoin de modèles. Qui, d'entre nous, pourrait consentir à plonger dans un fleuve, un enfant qui vient à peine de naître et encore empreint de la chaleur de sa mère? Quel est-il, dis-je, celui qui oserait l'y plonger, sous prétexte de lui donner, comme le disent les Germains, cette force qu'acquièrent les métaux incandescens, lorsqu'on les trempe dans l'eau glacée?........ Il n'y a qu'un Scythe ou un barbare qui soient capables d'exercer sur leurs fils, une expérience aussi dangereuse. Pourquoi ne pas restreindre cet usage aux bêtes de somme : la dureté et la consistance qu'acquerraient les muscles de leur dos, pourraient être de quelque utilité, en augmentant leurs forces, et les rendant insensibles au froid. Mais, je vous le demande, quel avantage peut-il en résulter pour des hommes? leur santé sera-t-elle plus robuste, parcequ'ils auront une peau très-épaisse? résisteront-ils mieux aux traits et aux javelots? etc, » Telles étaient les paroles éloquentes du médecin de Pergame, que ma faible plume vient d'oser essayer de faire passer dans notre langue, afin qu'elles puissent nous servir de préceptes. Voulez-vous éviter à l'enfant l'impression douloureuse que lui font éprouver l'air et la lumière : il n'est pas de meilleur moyen que de le plonger souvent dans l'eau tiède ; accoutumez-le peu-à-peu à l'eau fraîche, et c'est ainsi que variant vos moyens, en proportion de son accroissement, vous finirez par le rendre inaccessible à la douleur. L'époque de la dentition rend sur-tout nécessaires les bains tièdes ; ils sont le médicament le plus puissant que le médecin ait à opposer aux convulsions et aux diarrhées intarissables, qui entraînent au tombeau un tiers des enfans, avant qu'ils aient atteint leur vingt-troisième mois.

Les adultes et les hommes faits peuvent indifféremment user du bain tiède et du bain frais. Ce dernier paraît cependant leur convenir spécialement : c'est en y ayant recours, que plusieurs voyageurs ont résisté aux ardeurs d'un ciel qui leur était étranger. Je me rappelle avoir souvent entendu raconter que, durant les glorieuses campagnes d'Italie, plusieurs de nos généraux passaient une grande partie de la journée dans le bain, et calculaient, dans cette position, les résultats des affaires importantes qu'ils dirigeaient. Les bains frais dont je parle, conviennent beaucoup plus aux hommes qu'aux femmes.

Le vieillard usera rarement des bains frais. Les bains tièdes lui seront plus avantageux : sa peau deviendra moins sèche et moins rigide : il se sentira soulagé par l'absorption du liquide qui s'opère dans ce bain, les fonctions de ses organes s'exécuteront avec plus de facilité, la salubrité des bains est incontestable dans cet âge, et c'est sans doute à l'utile emploi que Médée savait en faire, qu'elle passa jadis pour avoir le don de rajeunir. « Cependant, qu'est-il besoin de le dire ? les précautions de notre art ne peuvent rien contre la loi commune imposée à tous les êtres de l'univers. Par un régime suivi, par des secours long-temps et assiduement continués, on peut sans doute rallumer pour quelques instans les dernières étincelles de la vie ; mais elle finit par s'éteindre comme ces lampes mourantes qui doivent se consumer faute d'aliment. Le temps est éternel dans ses destructions, comme il l'est dans les créations. On ne jette pas l'ancre dans le fleuve de la vie, dit un célèbre écrivain de nos jours : il emporte également celui qui lutte contre son cours, et celui qui s'y abandonne. Pourquoi faut-il, hélas ! que l'homme s'avance si douloureusement vers le terme de ses peines et de ses erreurs ? Pourquoi faut-il qu'il pleure à son couchant comme il pleurait à son aurore ?........ Imitons l'exemple de tant de sages vieillards dont s'honore l'antiquité : Hésiode, Homère, Démocrite, Platon et les Patriarches si renommés qui habitaient autrefois la Palestine, voyaient approcher la mort sans effroi et se retiraient en paix dans le sein de leurs aïeux. Anacréon, sur le bord du tombeau badinait encore avec les grâces; une joie innocente et pure réchauffait les glaces de son âge et couronnait de roses ses cheveux blancs. Tâchons donc de jeter quelques fleurs sur les épines de la vie, mais n'ayons pas la folle prétention d'en perpétuer la durée. Galien, qui enseignait l'art de rajeunir, n'empêcha pas les rides de la vieillesse de sillonner son visage et son front. L'or potable et les élixirs de Paracelse ne purent le garantir d'un trépas subit et prématuré. La triste métamorphose subie par Tithon, dont parle la fable, est l'emblême véritable de l'impossibilité qu'il y a de résister aux injures des ans. (1) » Que je voudrais que l'assentiment que l'on ne peut refuser à ce sublime passage, ne fut dû qu'à l'élégance magique du style séduisant de son auteur, mais il n'est, hélas! que trop vrai, qu'il contient la vérité la plus utile et la plus instructive pour le philosophe. Cependant quelque certain qu'il soit que les jours de l'homme sont limités, l'on ne peut refuser d'admettre que, s'il n'est pas de moyens de prolonger la vie, il en est du moins qui contribuent à la rendre plus agréable et exempte d'infirmités; et parmi ces moyens

---

(1) Alibert, *Mémoires de la Société médicale d'Emulation*, T. 1, pag. 212.

l'on doit sur-tout compter l'usage des bains. On y avait habituellement recours dans les anciennes Républiques de la Grèce et de Rome ; aussi voyait-on dans leur sein, une foule d'hommes qui parvenaient à l'âge le plus avancé.

Ici se termine le but que je m'étais proposé ; puisse l'importance du sujet que je viens de traiter, sauver de l'oubli ce léger fruit de mes veilles ! puissent les préceptes que j'ai tracés arracher quelques victimes aux maux incalculables qu'entraîne leur négligence !

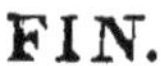

FIN.

Imprimerie de MIGNERET, rue du Dragon, F. S. G., N.° 20.

www.ingramcontent.com/pod-product-compliance
Ingram Content Group UK Ltd.
Pitfield, Milton Keynes, MK11 3LW, UK
UKHW020220200726
13856UKWH00004B/1507